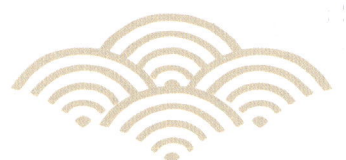

糖尿病健康管理
百问百答

BAIWEN BAIDA

刘香春 ◎ 主审

李世梅　芦　荣　◎ 主编
赵君伟　王汝萍

海峡出版发行集团 | 福建科学技术出版社

图书在版编目（CIP）数据

糖尿病健康管理百问百答 / 李世梅等主编. —福州：福建科学技术出版社，2024.3
ISBN 978-7-5335-7207-5

Ⅰ.①糖… Ⅱ.①李… Ⅲ.①糖尿病–防治 Ⅳ.①R587.1

中国国家版本馆CIP数据核字（2024）第039268号

书　　名	糖尿病健康管理百问百答
主　　编	李世梅　芦荣　赵君伟　王汝萍
出版发行	海峡出版发行集团
	福建科学技术出版社
社　　址	福州市东水路76号（邮编350001）
网　　址	www.fjstp.com
经　　销	福建新华发行（集团）有限责任公司
印　　刷	福州德安彩色印刷有限公司
开　　本	889毫米×1194毫米 1/32
印　　张	2
字　　数	45千字
版　　次	2024年3月第1版
印　　次	2024年3月第1次印刷
书　　号	ISBN 978-7-5335-7207-5
定　　价	28.00元

书中如有印装质量问题，可直接向本社调换

主审简介

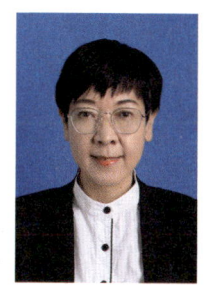

刘香春 硕士研究生导师,主任医师,曾任青海省中医院副院长(2023年7月退休)。青海省名中医,中华中医药学会糖尿病分会委员,青海省中医药学会副会长,青海省中医药学会糖尿病分会主任委员,青海省医学会糖尿病分会副主任委员,青海省医院协会中医药管理专委会副主任委员。从事临床工作37年,致力于内分泌疾病的理论整理与实践研究,擅长糖尿病及其慢性并发症、甲状腺疾病、骨代谢疾病等的中西医结合诊疗。主持多项科研项目,发表论文20余篇。

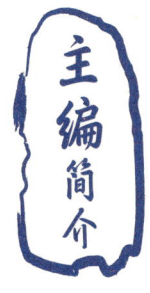

主编简介

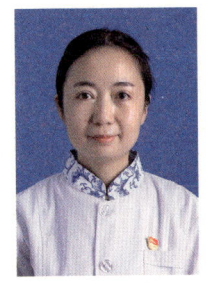

李世梅 副主任护师,糖尿病专科护士,青海省中医院内分泌科护士长。青海省护理学会糖尿病专业委员会委员。从事临床护理工作20年,主持及参与科研项目6项、"三新"项目7项,发表论文8篇,取得专利4项。

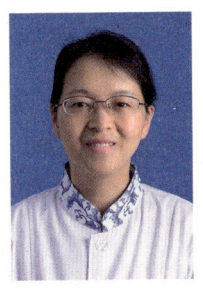

芦 荣 副主任护师,糖尿病专科护士,青海省中医院内分泌科护士。从事临床护理工作19年,擅长慢性病健康管理工作,参与青海科学技术厅科研项目1项、青海省中医院院级科研项目2项,发表论文9篇,取得专利2项。

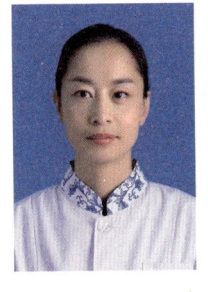

赵君伟 主管护师,糖尿病健康教育师,青海省中医院内分泌科护士。从事临床护理工作19年,擅长糖尿病健康教育及管理工作,参与科研项目2项,发表论文4篇,取得专利2项。

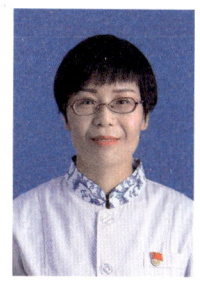

王汝萍 主管护师，营养师，青海省中医院内分泌科护士。从事临床护理工作26年，擅长慢性病营养支持及健康管理工作，参与科研项目2项，发表论文3篇，取得专利2项。

编委会

主　审：刘香春
主　编：李世梅　芦　荣　赵君伟　王汝萍
副主编：蒲蔚荣　李英杰　李玉梅　王雪垠　苏文博
编　委：（按姓氏笔画排列）

王艺睿	王文娟	王汝萍	王娅璇	王雪垠
尹晓慧	邓　晨	任丽曼	刘　芳	刘　萍
祁　艳	孙婉秋	芦　荣	苏文博	苏延娟
李文玲	李玉梅	李世梅	李志悦	李英杰
李卓亚	李淑梅	李　婧	杨晓琴	罗　兰
赵君伟	姜红叶	洪　蕾	都增强	党　鸿
章　立	喇晓艳	蒲蔚荣	穆庆芳	

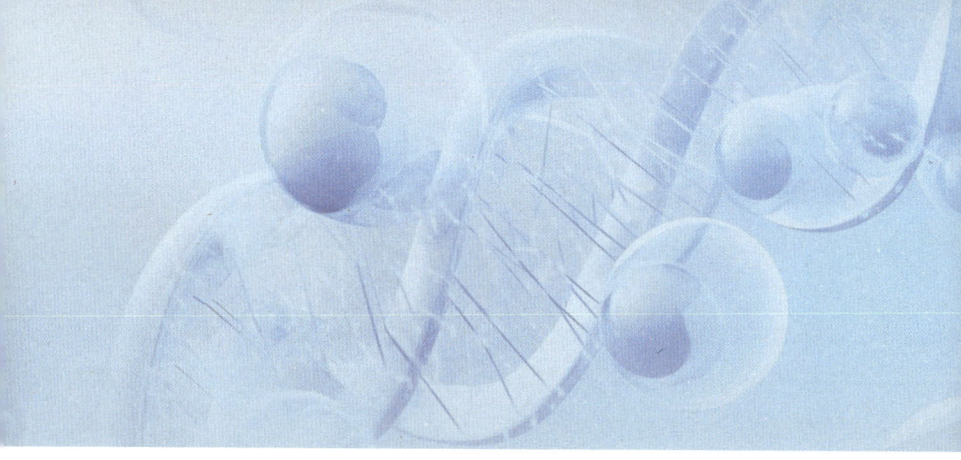

前　言

糖尿病是一种慢性代谢性疾病，随着时间的推移，它会对视网膜、肾脏、血管及神经系统等造成严重损害，尤其是这种慢性疾病会增加患者罹患心脏病和中风的风险。超体重指数是糖尿病主要风险因素之一，其次是不良饮食习惯、恶劣工作环境、吸烟、缺乏体力活动和过度饮酒等。糖尿病患病人数增长会对全球医疗和卫生系统造成巨大威胁。全球糖尿病的患病人数和死亡人数均呈增长趋势，尤其是中国、印度等发展中国家，增长速度更快。《柳叶刀》最新研究指出，到2050年，糖尿病患者将从目前的5.29亿人攀升至13亿人，增幅超过一倍。最新数据显示，全球糖尿病患病率为6.1%，约96%为2型糖尿病，是导致患者死亡和残疾的十大原因之一。

糖尿病治疗的目标是使血糖、血脂、血压控制达标，以延缓或阻止糖尿病并发症的发生、发展。通过饮食控制、运动治疗、药物治疗和健康生活方式等综合手段，医务人员可以有效控制糖尿病，提高患者的生活质量。预防和保健同样重要，定期检查、合理饮食、坚持运动和调适心理都是预防糖尿病的有效方法。大量临床实践证明，加强对糖尿病患者的护理及健康教育，能够改善治疗效果，降低并发症发生率。

在这样的背景下，我们编写了《糖尿病健康管理百问百答》，希望这本书能帮助糖尿病患者更好地理解疾病，更好地管理生活，为健康保驾护航。在本书编写过程中，我们参考了许多文献，确保内容的科学性和权威性；同时，也得到了许多同行的支持和帮助，在此向他们表示衷心的感谢。

最后，我们要提醒广大读者，糖尿病是一种需要长期管理的慢性疾病。在阅读本书的基础上，建议患者结合实际情况，制定科学合理的健康管理计划。让我们一起，以知识为长矛，以耐心和毅力为盾牌，勇敢地面对糖尿病，让生活充满阳光。

编者

2023 年 12 月

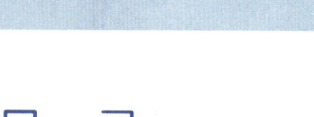

基础知识篇 1

   1. 什么是糖尿病 1

   2. 糖尿病如何诊断 1

   3. 糖尿病可以根治吗 2

   4. 糖尿病是否会遗传 2

   5. 吃糖多就会得糖尿病吗 2

   6. 尿里没有糖就不是糖尿病吗 3

常见并发症与护理篇 4

   7. 为什么说糖尿病本身不可怕，可怕的是并发症 4

   8. 糖尿病的慢性并发症之一脑卒中有什么早期表现 4

   9. 脑卒中的急救常识有什么 5

   10. 糖尿病的慢性并发症之一冠心病的早期症状有什么 ... 5

   11. 心脏病发作一定有心前区疼痛吗 5

12. 什么是糖尿病足 6

13. 为什么糖尿病会导致截肢 7

14. 糖尿病患者足部没有任何不适，就不需要筛查足部病变吗 ...7

15. 糖尿病患者如何选择鞋子 8

16. 糖尿病患者如何选择袜子 8

17. 糖尿病患者如何进行足部的日常护理 9

18. 什么原因会导致低血糖发生 10

19. 什么是低血糖 10

20. 低血糖有哪些症状 10

21. 如何处理低血糖 11

22. 糖尿病患者随身携带的糖尿病急救卡上面应该写什么内容 ...11

23. 糖尿病患者皮肤出现水疱都是烫伤造成的吗 11

24. 糖尿病患者皮肤瘙痒，一定是过敏造成的吗 12

辅助检查篇 **13**

25. 眼科散瞳检查应该注意什么呢 13

26. 口服葡萄糖耐量试验应注意什么 14

27. 不吃饭检测的血糖就是空腹血糖吗 14

28. 餐后 2h 血糖如何检测 14

29. 怎样留取 24h 尿液标本 14

30. 为什么要检测糖化血红蛋白 15

31. 为什么要检测尿酮体 15

预防与治疗篇 **16**
  饮食管理 **16**

    32. 只限制主食，其他可以随便吃，这种想法对吗 16

    33. 糖尿病无需治疗，也无需运动，只要少吃点糖就行了吗 17

    34. 饮食控制就是饥饿疗法吗 17

    35. 如何计算每日膳食的总热量 17

    36. 糖尿病患者需要控制食盐的摄入量吗 18

    37. 怎样使用食品交换份 19

    38. 糖尿病患者如何正确选择食物 19

    39. 糖尿病患者如何正确加餐 20

    40. 糖尿病患者如何正确吃水果 20

    41. 糖尿病患者可以吃土豆、红薯吗 21

    42. 糖尿病患者如何科学喝汤以避免血糖升高 22

    43. 糖尿病患者可以进补吗 23

    44. 糖尿病患者四季饮食宜忌有什么 23

    45. 吃苦瓜能降血糖吗 23

    46. 吃保健品可以降血糖吗 23

    47. 加大药量就可以多进食吗 24

    48. 为了减少排尿，口渴尽量不饮水，这种做法对吗 24

    49. 糖尿病患者可以喝冷饮吗 25

    50. 多吃粗粮对糖尿病患者有益吗 25

51. 只要是甜的东西糖尿病患者就不能吃，这种说法对吗 27

52. 不甜的"无糖食品"可以随意食用吗 27

53. 降糖食品可以放心食用吗 28

54. 瓜子、花生等食品可以随便食用吗 28

55. 糖尿病患者如何选择烹调方式 29

56. 糖尿病患者可以饮酒吗 30

运动管理 30

57. 运动能治疗糖尿病吗 30

58. 运动会使血糖升高还是降低 31

59. 有膝关节炎的糖尿病患者不适合哪些运动 31

60. 适合糖尿病患者的传统运动有哪些 31

61. 太极拳为什么适合糖尿病患者 31

62. 糖尿病患者在哪些情况下不宜运动 32

63. 糖尿病患者什么时间运动最好 32

64. 晨练比暮练更好吗 33

65. 糖尿病患者可以在鹅卵石上运动吗 33

66. 只有出汗才算运动有效，出汗越多越好吗 34

67. 青少年糖尿病患者每天坚持运动，为什么血糖还是很高 34

68. 妊娠合并糖尿病患者不需要运动，少吃点就行了吗 34

69. 妊娠糖尿病患者一走就很累，运动是否会导致流产 34

70. 糖尿病患者可以空腹运动吗 35

药物治疗 35

71. 血糖降下来就可以停服降糖药吗 35
72. 看广告宣传选药对吗 36
73. 忘记服药怎么办 36
74. 害怕药物成瘾，拒绝胰岛素治疗的想法对吗 36
75. 注射胰岛素会发胖吗 36
76. 如何保存胰岛素 37
77. 胰岛素适合注射在哪些部位 37
78. 胰岛素注射部位出现皮肤凹陷，这是怎么回事 38
79. 如何购买胰岛素 39
80. 胰岛素注射应如何操作 39
81. 胰岛素注射引起的疼痛怎么办 40
82. 忘记注射胰岛素怎么办 40
83. 糖尿病患者出门旅行需要准备和注意什么 41

血糖监测 42

84. 为了更好地控制血糖，糖尿病患者应该隔多久到医院复诊 ... 42
85. 糖尿病患者为什么要监测血糖 42
86. 血糖监测的误区有哪些 43
87. 如何保存血糖试纸 44
88. 节假日期间如何控制血糖 44
89. 为什么自我感觉血糖偏低，但检测结果却正常呢 45

健康教育 ... 45

90. 糖尿病患者自我监测的内容有哪些 ... 45

91. 糖尿病患者如何监测血压 ... 45

92. 糖尿病患者自测血压时应该注意什么 ... 46

93. 糖尿病得到控制后体重会增加吗 ... 46

94. 糖尿病患者需要控制体重吗 ... 47

95. 糖尿病患者体重多少合适呢 ... 47

96. 糖尿病患者测量腰围和腰臀比有什么意义 ... 48

97. 如何减轻指尖取血的刺痛感 ... 49

98. 糖尿病患者如何监测血脂 ... 49

99. 糖尿病患者为什么要学习糖尿病知识 ... 50

100. 糖尿病患者可以吸烟吗 ... 50

基础知识篇

1. 什么是糖尿病

糖尿病是一组由多病因引起的以慢性高血糖为特征的代谢性疾病，分为 1 型糖尿病和 2 型糖尿病。血糖过高时可出现典型的"三多一少"症状：多饮、多尿、多食及体重减轻，且伴有乏力。

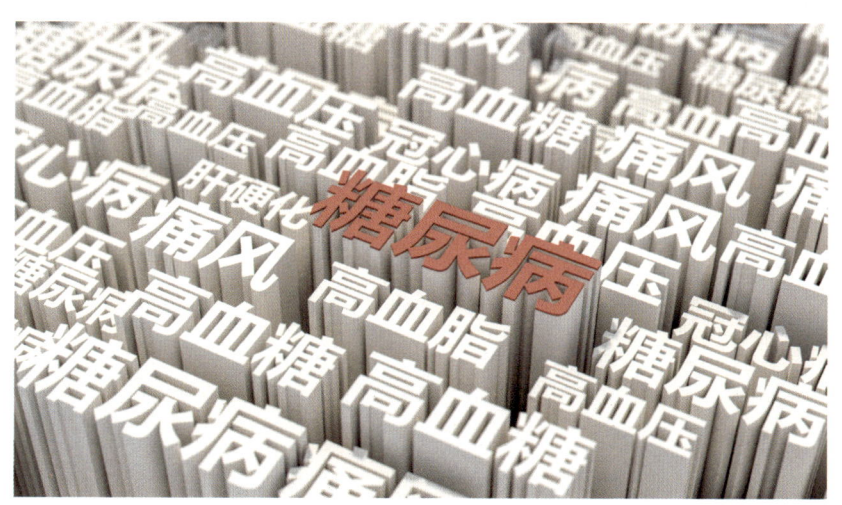

2. 糖尿病如何诊断

目前，我国糖尿病诊断标准采用 1999 年世界卫生组织（World Health

Organization，WHO）的标准，包括以下几点：①空腹血糖≥7.0mmol/L（126mg/dl）。②葡萄糖负荷后2h血糖≥11.1mmol/L（200mg/dl）。③患者出现糖尿病症状，且随机血糖≥11.1mmol/L（200mg/dl）。

满足以上三项中的任意一项即可诊断为糖尿病。其中，糖尿病症状是指多饮、多尿、多食和不明原因的体重下降。随机血糖是指不考虑上次用餐时间，一天中任意时间的血糖。如果没有糖尿病症状，需另择他日重复测量血糖，当血糖数值达到以上三项中的任一数值，即使不是同一天，有两次血糖值达到以上水平，也可以明确诊断为糖尿病。

3. 糖尿病可以根治吗

目前的医疗水平下，糖尿病无法根治，但可以通过饮食疗法、运动疗法、药物治疗、自我监测等手段进行有效控制。

4. 糖尿病是否会遗传

研究认为，糖尿病患者亲属发生糖尿病的概率要比非糖尿病患者亲属高，说明糖尿病有遗传倾向。

5. 吃糖多就会得糖尿病吗

糖尿病与吃糖多并无明显相关性，但与高脂肪膳食、肥胖密切相关。研究表明，富含纤维、植物蛋白的膳食有预防糖尿病的作用。目前研究认为，高脂肪膳食是2型糖尿病的重要环境因素之一，同时，无证据表明食糖会增高糖尿病患病率。

6. 尿里没有糖就不是糖尿病吗

很多人认为，糖尿病必须尿中有糖，否则就不是糖尿病，其实这种认知是错误的。我们每个人的肾脏都有一个排糖阈，就像水库的排水阀，有一个规定的水位线。正常人的肾糖阈是 8~10mmol/L，肾糖阈可因个人的体质、疾病等情况不同而有所变化。老年人、肾小球硬化病人肾糖阈可以升高，表现为血糖很高而尿糖为阴性。因此，国际上统一以血糖为依据，而不是根据尿糖来诊断糖尿病。

常见并发症与护理篇

7. 为什么说糖尿病本身不可怕，可怕的是并发症

糖尿病是一种慢性全身进行性内分泌代谢疾病。持续的高血糖，会导致一些组织或器官代谢异常，继而引起它们形态改变及功能障碍，其中最易受到伤害的是视网膜、肾脏、血管及神经系统等。统计指出，糖尿病病人失明的发生概率比一般人高 10~23 倍；糖尿病病人坏疽、截肢的发生概率比一般人高 20 倍；糖尿病病人并发冠状动脉粥样硬化性心脏病（以下简称冠心病）、中风的概率比一般人高 2~3 倍；糖尿病导致肾衰竭的概率比一般肾病高 17 倍。此外，糖尿病并发的重症感染、酸中毒、高渗性昏迷等，也是主要致死原因。

8. 糖尿病的慢性并发症之一脑卒中有什么早期表现

（1）突然一只眼或双眼短暂发黑或视物模糊。
（2）突然看东西重影或伴有眩晕。
（3）突然一侧手、脚、面部发麻，或伴有肢体无力。
（4）突然舌头发笨、说话不清楚等。
（5）没有任何先兆突然跌倒，或伴有短时神志不清。

9. 脑卒中的急救常识有什么

（1）脑卒中患者最好在发病 3h 内得到有效治疗。

（2）若有人发生脑卒中，身边的人应将患者放平，仰卧位，不要枕枕头，头偏向一侧。

（3）切忌给患者服用药物。在没有确诊前，随意用药可能会加重病情。

（4）立即拨打"120"急救电话，并描述发病的时间和症状，便于急救医生做好抢救准备，不要选择自行驾车或搭乘出租车前往医院就诊。

10. 糖尿病的慢性并发症之一冠心病的早期症状有什么

（1）劳累或紧张时突然出现胸骨后或左胸部疼痛。

（2）体力活动时有心慌、气短、疲劳和呼吸困难感。

（3）饱餐、寒冷、看惊险影片时感到心悸、胸痛。

（4）少量运动即感胸闷、心悸、呼吸不畅和空气不够。

（5）夜间需高枕，夜间呼吸不畅、易憋醒。

（6）长期发作的左肩疼痛，经一般治疗反复不愈。

（7）反复出现脉搏过速或过缓。

11. 心脏病发作一定有心前区疼痛吗

心脏病发作的典型特征是心悸、胸闷、心前区疼痛。糖尿病患者常存在自主神经病变，心脏痛觉传入神经功能减退，无痛性心肌梗死的发病率高达 25%~40%。患者没有典型的心前区疼痛症状，而是以乏力、头晕或仅有恶心、呕吐等胃肠道不适症状就诊，或表现为心律不齐、心源性休克,甚至发生心搏骤停,此时容易漏诊或误诊,病死率极高。一些患者还会以牙痛、下颌骨疼痛、左肩膀疼痛、呼吸急促、气喘起病,这些是糖尿病性心脏病的前兆。因此,糖尿病患者需高度警惕这些非典型症状。

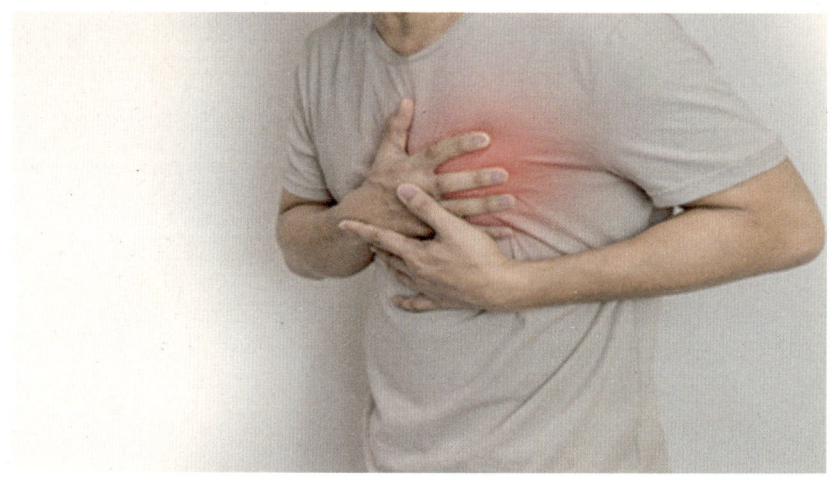

12. 什么是糖尿病足

导致糖尿病足的因素包括血管病变、神经病变、机械性损伤、动脉压降低、异常的压力负荷、感染等。足坏疽、足溃疡的好发部位是足趾和足跟。足趾易受挤压,并常因真菌感染而引发皮肤破裂,进而导致细菌感染而形成溃疡,经久难愈。足跟是全身压力的集中支撑点,行走时,该处易出现水疱,水疱破后易引起细菌感染、溃烂、形成蜂窝织炎。若反复溃烂,便形成顽固性慢性溃疡,给治疗带来一定的难度。

13. 为什么糖尿病会导致截肢

糖尿病致残多见于下肢血管病变。据报道,糖尿病病人坏疽或截肢的发生概率比一般人高 20 倍,其中 50 岁以上者比一般人约高 40 倍。糖尿病患者因下肢坏疽而施行截肢手术者约占糖尿病人群的 10%。另一组资料表明,在截肢手术中,约 15% 患者在截肢时才被诊断为糖尿病。因此,应确定自己是否属于高危人群,并定期体检,评价危险性,学习有关足部处理的知识。

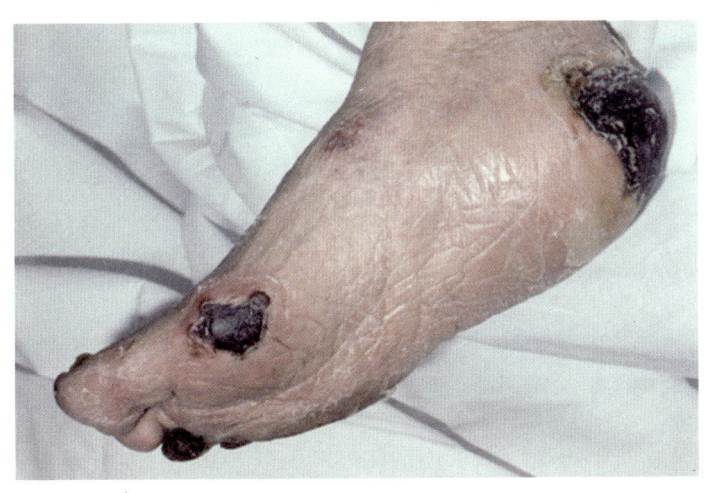

14. 糖尿病患者足部没有任何不适,就不需要筛查足部病变吗

糖尿病相关的足部病变主要源于血管及神经病变,或伴有感染。这是糖尿病控制不佳的并发症,主要表现为足部的凉、麻、痛,患者双侧肢体末端对称性疼痛、麻木、痛温觉减退甚至缺失,呈典型的"手套、袜子样"感觉障碍,一般下肢重于上肢,皮肤汗少、干燥、增厚,并可伴有肌无力、肌萎缩等。由于肢体缺血、感觉缺失,会直接导致

感染、创伤、溃疡和截肢，超过 50% 病史大于 20 年的糖尿病患者会发生周围神经病变。如果仅凭足部感觉来判断病变是否累及足部，将会导致漏诊或误诊，增高截肢的风险。

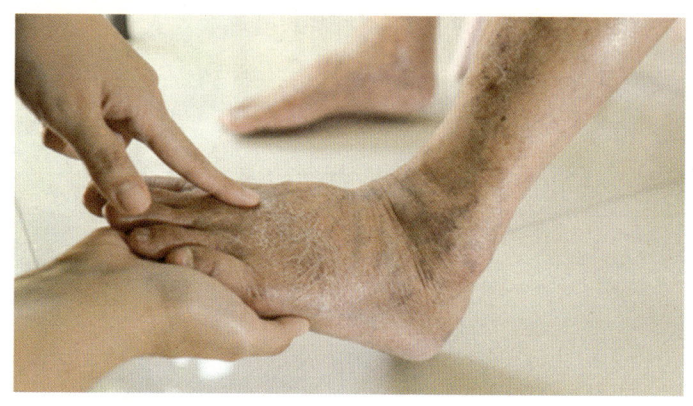

15. 糖尿病患者如何选择鞋子

（1）鞋子内部空间应宽大、鞋面柔软、鞋垫柔软、鞋底防滑，没有明显的接缝，有鞋带或胶贴。

（2）避免穿露趾凉鞋、高跟鞋和尖头鞋。

（3）选择下午或傍晚时购买鞋子，双足应同时试穿。鞋应长于脚 1~2cm，应保证足趾足够的空间。

（4）不要赤脚走路。

16. 糖尿病患者如何选择袜子

（1）穿无粗糙接口缝线的袜子。

（2）袜子不要太大，太大的袜子容易有折痕或发生滑移而造成足部擦伤。

（3）不穿袜口太紧或高过膝的袜子。

（4）选择透气的浅色棉袜。

（5）如果患者有循环障碍，双足感觉冷，建议穿保暖的羊毛袜，避免用热水袋、烤炉等取暖设备，以免烫伤。

17. 糖尿病患者如何进行足部的日常护理

（1）每日检查足部，观察足部有无皮损、水疱，足趾间有无糜烂等，必要时可借助镜子。

（2）经常洗脚（尤其是趾缝）并擦干，水温应低于38℃，一般由照顾者先用手试温，患者本人可用手肘试温。

（3）不要用化学药物或药膏去除鸡眼和胼胝。

（4）皮肤干燥时，应使用润肤液，但避免用于足趾间。

（5）每日检查鞋内有无异物。

（6）趾甲不要剪得太短或剪得有尖角。

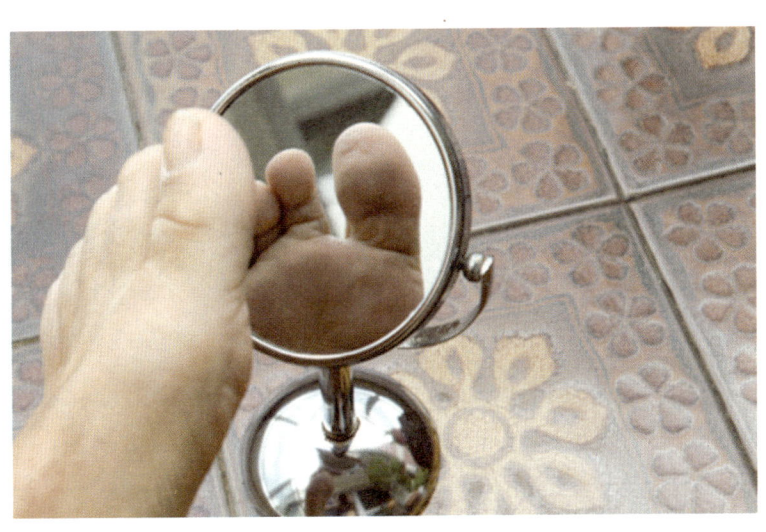

（7）定期到医院检查足部，一旦出现青紫、刮伤或疼痛，应及时就医。

18. 什么原因会导致低血糖发生

（1）与药物无关的影响因素：长时间及突然的运动、情绪不稳定或情绪骤然波动、过量饮酒（尤其是空腹饮酒）、有肾脏疾病（肾功能减退使胰岛素和降糖药物不能及时、完全地排出体外）、糖尿病妇女分娩结束后及哺乳期间。

（2）与药物相关的因素：口服降糖药使用不当或过量、胰岛素使用不当或过量、食物摄入不足时没有及时减少降糖药或胰岛素用量、合用与降糖药有协同作用的其他药物。

19. 什么是低血糖

正常人血糖＜2.8mmol/L，糖尿病患者血糖≤3.9mmol/L，即为低血糖。

20. 低血糖有哪些症状

低血糖患者可表现为大汗、饥饿、无力、面色苍白、肢体发抖、心悸等症状，与低血糖刺激交感神经、促进肾上腺素分泌有关。当血糖低于2.8mmol/L时，患者还会出现中枢神经抑制和脑功能紊乱，主要是因为脑细胞能量供应不足，表现为头晕、嗜睡、言语不清、视力模糊，也可表现为行为异常、神志不清、昏迷、抽搐，甚至死亡。

21. 如何处理低血糖

(1) 立即食用可快速升高血糖的食品。①饮一杯含糖 15~20g 的糖水。②饮一杯含葡萄糖 15~20g 的葡萄糖水。③饮一杯果汁或可乐。④吃 1~2 汤匙蜂蜜。⑤吃 6 颗糖或 2 块饼干（约重 30g）。

(2) 服上述某一糖类后不要立即进食，以免延缓糖的吸收。

(3) 15~20min 后，重复测量血糖 1 次，若血糖仍未上升，或症状无明显缓解，再服上述糖类食品 1 次；若血糖上升，隔 15~20min 后进食谷薯类和肉类食品。

(4) 低血糖处理好后，患者仍保持原来的饮食计划。

(5) 患者发生严重的低血糖，表现为神志不清，家属应立即将患者送往医院。

22. 糖尿病患者随身携带的糖尿病急救卡上面应该写什么内容

糖尿病患者应随身携带糖尿病急救卡以备低血糖时应急。急救卡上面应该书写的内容如下。

"我有糖尿病。若您发现我神志不清或行为异常，可能是发生了低血糖。若我尚未昏迷且能吞咽，请尽快给我 1 杯糖水、果汁或其他含糖饮料，或者糖果。10min 内若不能恢复，请尽快送我到附近的医院。若我已昏迷无法吞咽，切勿给我进食，请立刻送我到医院紧急抢救，并按卡片上的联系人和联系方式通知我的亲人。谢谢！"

23. 糖尿病患者皮肤出现水疱都是烫伤造成的吗

糖尿病患者冬天取暖不当会造成足部烫伤、水疱。同时，长期血糖控制不佳的患者，他们的手、足及双下肢等部位会出现单个或多个圆形、类圆形、不规则形水疱，犹如烫伤引起的水疱，疱壁薄易破，疱液清，有时可见血疱，多数患者皮损周围无炎症性改变。这并不是烫伤造成的，而是血糖长期控制不佳引起的一种少见的皮肤并发症，即糖尿病性大疱病。

24. 糖尿病患者皮肤瘙痒，一定是过敏造成的吗

皮肤瘙痒是糖尿病患者常见的不适主诉，大多数不是由过敏造成的，而是由糖尿病造成的，约5%糖尿病患者伴有皮肤瘙痒。临床上，医务人员将皮肤瘙痒分为全身性皮肤瘙痒及局限性皮肤瘙痒，前者与糖尿病神经病变引起的皮肤干燥有关，多见于老年糖尿病患者；后者常与真菌感染、各种皮肤癣菌病、皮肤黏膜念珠菌病引起外阴炎、龟头炎等局部感染有关，多见于女性和老年糖尿病患者。糖尿病患者需要积极控制代谢紊乱，明确病因，尤其要重视糖尿病神经病变的筛查。

辅助检查篇

辅助检查篇

25. 眼科散瞳检查应该注意什么呢

眼底检查是发现和诊断各类眼底疾病（玻璃体混浊、葡萄膜炎、视神经炎、青光眼等）必不可少的眼科检查，也是了解糖尿病、高血压、风湿病、肾病、颅内病变不可或缺的检查。检查前用散瞳药水将瞳孔扩大，限制了瞳孔的舒缩功能，使人在强光下觉得特别刺眼，出现视物模糊，需要 4~6h 才能恢复。其间要避免强光刺激，注意眼睛休息，避免跌倒等意外发生。

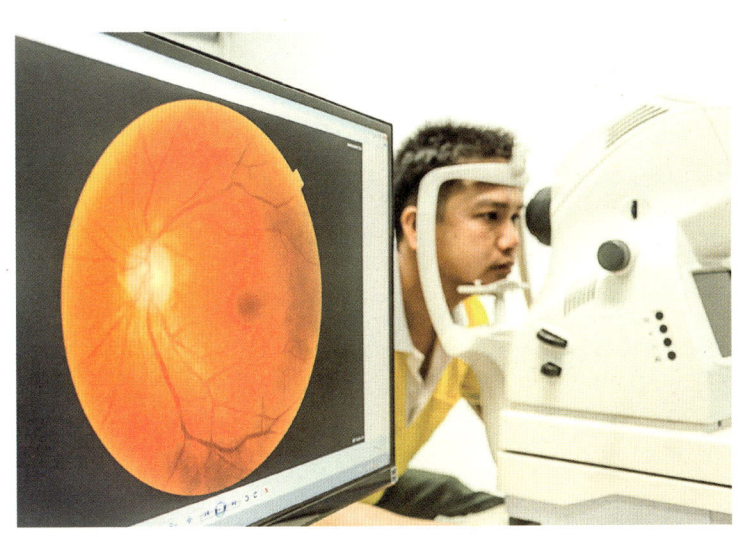

26. 口服葡萄糖耐量试验应注意什么

（1）检查前必须停用会影响血糖的药物，保证检查当天抽血时原来服用的药物不会影响血糖检测结果。

（2）检查前三日每天摄入的主食不少于 150g。检查前一日晚上 8 时后尽量不要进食含有能量的食品、饮料等（可以喝少许白开水），保证次日早晨抽血时已空腹 8~14h。

（3）目前，市面上售卖的葡萄糖粉含结晶水，试验时必须用 82.5g 含有结晶水的葡萄糖粉，或用 50% 葡萄糖注射液 165ml。用温开水稀释至 200~300ml 为宜，待水温适宜时争取在 5min 之内一次喝下。对于已经确诊糖尿病，尤其是血糖明显升高的患者，不宜进行本项试验。必须检查时，可用 100g 白面馒头代替葡萄糖粉进行试验。

（4）在试验过程中，不要饮茶及咖啡，不要吸烟，不要做剧烈运动，保持平和的心态，以免影响血糖检测结果。

27. 不吃饭检测的血糖就是空腹血糖吗

空腹血糖不是指"不吃饭检测的血糖"。空腹血糖是指隔夜空腹（至少 8~10h 未进任何食物，饮水除外）后，第二日早餐前测定的血糖值。

28. 餐后 2h 血糖如何检测

餐后 2h 血糖是指从吃第一口饭开始计时，整 2h 后测量得到的血糖值。

29. 怎样留取 24h 尿液标本

（1）早上 7 时将尿液排出，弃之。

（2）早上7时后的尿液全部收集于一个大的容器内（如干净的痰盂、广口瓶等，或实验室提供的特殊容器），至第二日早上7时，将最后一次尿液排入容器中。

（3）将全部尿液混合均匀。

（4）用量桶量取总尿量并记录于化验单上，或用秤称取全部尿液并将重量记于化验单上。

（5）再从混合均匀的尿液中取出10ml尿液，放在干燥洁净的容器内尽快送检。

30. 为什么要检测糖化血红蛋白

糖化血红蛋白反映2~3个月内血糖平均水平，是评价血糖控制的"金标准"。血糖和血红蛋白结合生成糖化血红蛋白，这是不可逆反应，并与血糖浓度成正比，且保持2~3个月左右。

31. 为什么要检测尿酮体

尿中出现酮体说明身体正在分解脂肪作为能量来源，通常在以下两种情况时发生：①体内胰岛素缺乏，同时血糖水平很高，机体不能有效利用葡萄糖进行能量代谢，从而动员脂肪分解产生酮体。②在饥饿状态下。

因胰岛素缺乏而引起的酮体蓄积，被称为"糖尿病酮症酸中毒"。糖尿病患者出现以下症状，如恶心、呕吐、呼吸急促、尿频、严重口渴、乏力，就提示有糖尿病酮症酸中毒的可能，应及时就诊。

预防与治疗篇

饮食管理

32. 只限制主食,其他可以随便吃,这种想法对吗

这种想法是错误的。血糖的主要来源是主食,应该限制,但饮食中的肉类、豆类、坚果类等都含有丰富的脂肪和蛋白质,40%~60%蛋白质在代谢过程中会转化成葡萄糖,约10%脂肪会转化成葡萄糖,且有些水果的糖分含量很高,它们都会影响血糖。

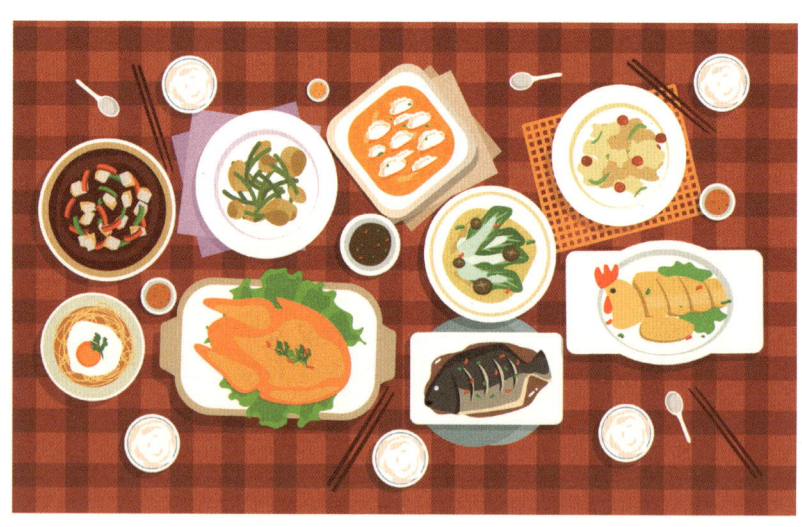

33. 糖尿病无需治疗，也无需运动，只要少吃点糖就行了吗

糖尿病是一种内分泌代谢性疾病，很多人发病初期没有明显的"三多一少"症状，仅存在血糖异常，或伴有视物模糊、皮肤瘙痒、手足麻木等不典型症状。如果不加以控制血糖，糖尿病的并发症、合并症必然给患者带来功能障碍甚至危及生命，因此，糖尿病必须早日控制。糖尿病不是简单通过少吃点糖就可以解决的。过度节食不仅会导致身体消瘦、营养不良，也不利于保护胰岛功能，反而会加重病情。适度运动和控制饮食是糖尿病的基本治疗措施，可以降低血糖，减轻胰岛素抵抗。

34. 饮食控制就是饥饿疗法吗

对于糖尿病患者来说，合理的饮食控制有助于降低血糖、控制体重、减轻胰岛β细胞的负担，从而延缓或减少并发症的发生。但是，饮食控制并非就是饥饿疗法，如果进食量过少（每天少于150g），不仅容易发生低血糖和饥饿性酮症，长此以往，机体会营养不良、免疫力低下，甚至病情加重，反而得不偿失。

35. 如何计算每日膳食的总热量

（1）首先计算自己的标准体重：标准体重（kg）= 身高（cm）- 105。计算目前体重状况（%）=（实际体重 - 标准体重）/ 标准体重 × 100%。判断自己的体型，以目前体重状况为基数，±10% 为正常，低于 20% 为消瘦，超过 20% 为肥胖。

（2）确定每天每千克体重所需的总热量：根据体重、年龄、劳动强度来决定。一般年纪轻、男性、体重较轻、体力活动大者所需的

热量会稍偏大；处于儿童期、青春期、妊娠期、哺乳期者，每天摄取的总热量要更多一些，特别是要多摄入蛋白质。根据劳动强度确定每日每千克标准体重所需的热量，如表1所示。

表1　根据劳动强度确定每日每千克标准体重所需的热量　　单位：kcal/kg

劳动强度	体重状况		
	消瘦	正常	肥胖
卧床	25	20	15
轻体力劳动	35	30	25
中体力劳动	40	35	30
重体力劳动	45	40	35

（3）判断劳动强度。①极轻：以坐为主，如办公室工作、组装、修理钟表等。②轻度：以站着或少量走动为主的工作，如售货员、实验室操作员、教师等。③中度：以轻度活动为主的工作，如机动车驾驶。④重度：以较重活动为主的工作，如跳舞、体育运动、农民田间劳作。⑤极重度：如伐木、搬运、装卸、采矿等。

36. 糖尿病患者需要控制食盐的摄入量吗

多数糖尿病患者伴有高血压和肥胖，钠盐摄入过多不利于高血压的防治，因此糖尿病患者饮食应以偏淡为宜，一般每日食盐摄入量不超过5g，糖尿病合并肾病时要低于3g。

37. 怎样使用食品交换份

能产生 90kcal 热量的食物重量为一个食品交换份。食品交换份将食物分为谷薯类、肉、鱼、蛋类、蔬菜、水果类、油脂类、豆乳类。同类食物可以按份交换，营养价值基本相等。举个例子，一份 35g 馒头可以和 125g 土豆、山药、莲藕、红薯交换，也可以和 300g 凉粉交换。

38. 糖尿病患者如何正确选择食物

糖尿病患者可以根据血糖指数(glycemic index, GI)来选择食物。GI 是进食后引起餐后血糖反应的一种参数。高 GI 食物消化吸收率高，葡萄糖释放速度快，血液中葡萄糖浓度高。相反，低 GI 食物对血糖的影响较小，故糖尿病患者应尽量选择低 GI 食物。GI ≤ 55 的食物如表 2 所示，GI 55~75 的食物如表 3 所示。

表2　GI ≤ 55 的食物

分类	常见食物
谷类	未经加工的粗粮，如小麦、大麦、黑麦、麦麸、硬质小麦、荞麦、黑米等
干豆及其制品	绿豆、绿豆挂面、蚕豆、扁豆、赤小豆、黑豆、黄豆等
乳类及其制品	全脂牛奶、脱脂牛奶、奶粉等
薯类	藕粉、马铃薯粉、魔芋、芋头等
水果类	苹果、桃、李子、猕猴桃、梨、柚等
即食食品	全麦型或高纤维食品

表3 GI 55~75 的食物

分类	常见食物
谷类	粗麦粉、大麦粉、甜玉米、玉米面粗粉、小米粥、荞麦面条、馒头、燕麦、二面馒头等
薯类	少水分的薯类，如烤土豆、甘薯、山药等
蔬菜类	根茎类蔬菜、果类蔬菜等
水果类	菠萝、芒果、香蕉、葡萄干等
即食食品	全麦面包等

高 GI 食物多为精制食物，如面包、饼干、膨化食物等。糖尿病患者要避免摄入过多的反式脂肪酸及煎炸食物。

39. 糖尿病患者如何正确加餐

（1）加餐时间一般选择在两餐之间，不在餐前或餐后。

（2）加餐时可选择一些蔬菜水果，如黄瓜、西红柿、低糖水果等。

（3）加餐时不可进食过多。

40. 糖尿病患者如何正确吃水果

（1）血糖控制良好的情况下（空腹血糖低于 7.8mmol/L，餐后血糖低于 10mmol/L），糖尿病患者可以适量吃水果。

（2）进食时间也有讲究，一般在两次正餐之间，如上午 10 时或下午 3 时。

（3）尽量选择含糖量低的水果。下面列举常见水果的含糖量：石榴（1.68%）、西瓜（4.2%）、草莓（5.9%）、甜瓜（6.2%）、樱桃（7.9%）、葡萄（8.2%）、柠檬（8.5%）、李子（8.8%）、梨（9.0%）、菠萝（9.3%）、桃子（10.7%）、鲜柿子（10.8%）、杏子（11.3%）、橙子（12.2%）、苹果（12.3%）、甘蔗（12.4%）、香蕉（19.5%）、鲜山楂（22.1%）、海棠果（22.4%）、鲜枣（23.2%）。

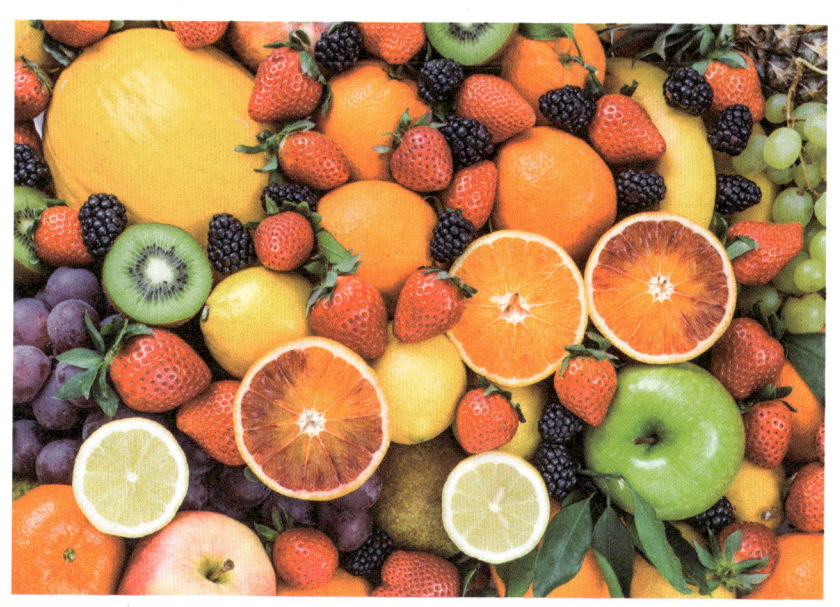

41. 糖尿病患者可以吃土豆、红薯吗

糖尿病患者可以吃土豆、红薯，只要在进食这些薯类食物的时候，在总热量中扣除就可以了。但是，如果既吃主食又额外添加薯类食物，血糖肯定会升高，而血糖升高的"罪魁祸首"不是薯类，而是碳水化合物的超标。

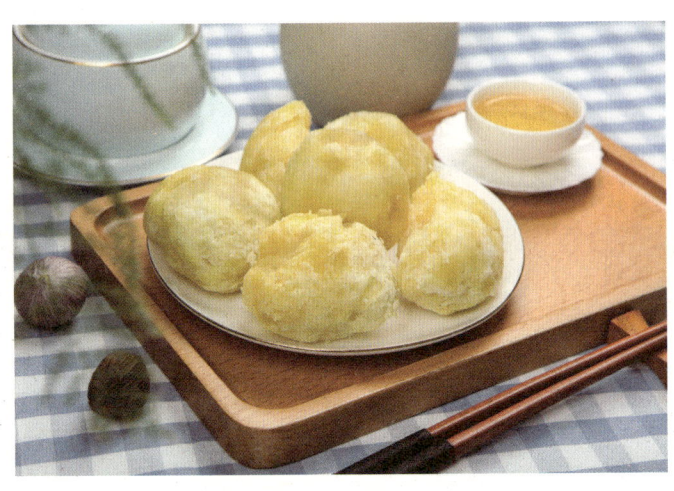

42. 糖尿病患者如何科学喝汤以避免血糖升高

糖尿病患者只有科学地喝汤,才能既吸收营养,又能避免血糖升高。俗话说:"饭前喝汤,苗条又健康;饭后喝汤,越喝越胖。"饭前喝汤可以增加饱腹感,另外像排骨汤、猪蹄汤、羊肉汤等油脂含量高的汤尽量少喝,喝前应将油脂撇去。

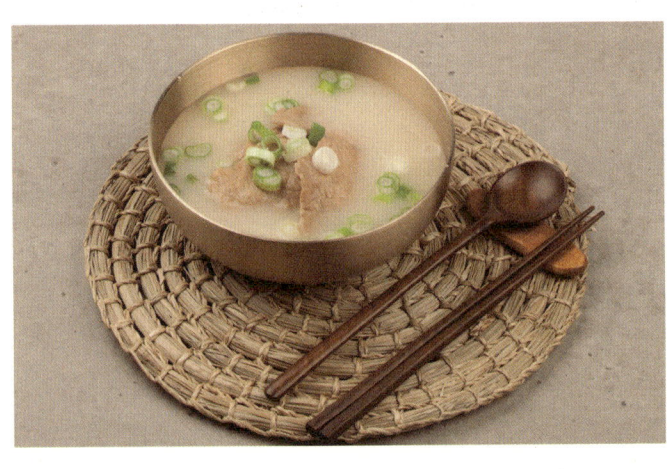

43. 糖尿病患者可以进补吗

糖尿病饮食强调平衡膳食,即在控制总热量的前提下,尽可能做到谷类、肉、蛋、奶、蔬菜及水果类摄入齐全,以获得均衡营养。中医学强调,借助药补、食补及特色疗法对体质进行调节,应该在专业辨识体质的前提下进行,避免盲目进补。

44. 糖尿病患者四季饮食宜忌有什么

(1)春季阳气渐升,可食助阳生发的食物,如韭菜、莲藕、菠菜、油菜、橘子、绿豆、花生等,忌食油腻、煎炸、甜黏不易消化的食物。

(2)夏季天气炎热,应适当食用清淡的食物,多吃新鲜蔬菜,适量食用瓜果,多喝水,忌贪寒凉食物及冷饮。

(3)秋季气候干燥,应多食生津润燥类食物,如秋梨、西葫芦及各种蔬菜等。

(4)冬季气候寒冷,应适量食用热性食物,如牛肉、羊肉等。

45. 吃苦瓜能降血糖吗

苦瓜确实含有能辅助降血糖的营养物质,不过这种物质需要借助复杂工艺方能提取,直接食用会被消化掉,无法发挥作用。但这并不妨碍苦瓜成为糖尿病患者的理想食物,因为它富含膳食纤维,含糖量低,对血糖影响小,有助于稳定血糖。

46. 吃保健品可以降血糖吗

一切标榜"降血糖、降血压"等治疗效果的保健品,在我国都是违法的。保健品的生产厂家不具备药品生产资质,一旦违法添加某些强效降糖成分,将会对食用者身体造成严重伤害,尤其是老年糖尿病患者。

47. 加大药量就可以多进食吗

不少糖尿病患者认为,只要用上降糖药或胰岛素之后,就可以随心所欲,想吃什么就吃什么,想吃多少就吃多少,不必再严格控制饮食。还有一些糖尿病患者在感到饥饿时常忍不住吃多了,他们觉得,把原来的服药剂量加大就能把多吃的食物抵消掉。这种观点其实是不对的。

首先,暴饮暴食会增加胰岛 β 细胞的负担,加速胰岛功能的衰竭,使降糖药的疗效逐渐下降,甚至完全失效,最终即使注射胰岛素,血糖依旧控制不佳,各种急、慢性并发症接踵而至。另外,药物过量应用,会增加其对肝、肾等重要脏器的毒副作用,严重时可危及生命。因此,加大药量后多进食的做法并不可取。

48. 为了减少排尿,口渴尽量不饮水,这种做法对吗

糖尿病典型的表现是"三多一少",即多食、多饮、多尿及体重减轻。很多糖尿病患者为了减轻多尿就刻意限制饮水,这种做法是不对的。糖尿病患者的多尿是血糖过高导致的,与体内水分多并无关系,因此避免多尿的关键是控制高血糖。少饮水会导致血液浓缩,易导致高渗综合征等急性并发症。因此,糖尿病患者应该多饮水。

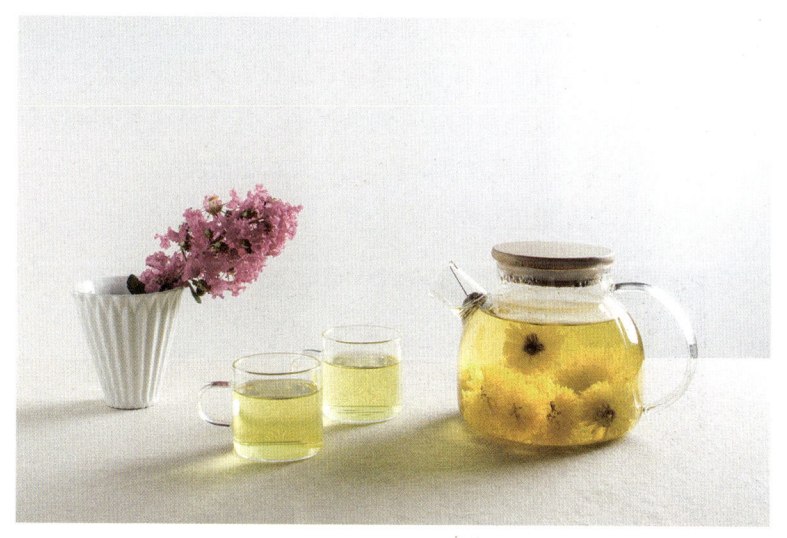

49. 糖尿病患者可以喝冷饮吗

夏天,许多人喜欢喝冷饮解渴。其实,天气炎热时,机体血管舒张,进食冷饮后,胃肠道血管急剧收缩,易造成胃肠道损伤。同时,冷饮中往往含有较多的糖分,不适合糖尿病患者饮用。此外,糖尿病患者常伴有胃肠道植物神经病变,进食冷饮后易出现腹泻、腹痛等症状。因此,糖尿病患者在口渴时,应该多喝温开水,或根据体质、季节等特点选择茶饮,如苦丁茶、菊花茶、红茶、绿茶等,茶饮不宜太浓。

50. 多吃粗粮对糖尿病患者有益吗

有些患者认为,粗粮有益于健康,所以就餐餐吃,一段时间后,虽然血糖较稳定,但人却消瘦了。这是因为粗粮营养虽好,但其营养成分都隐藏在坚固的外层结构中,因而吸收率并不高。对于胃肠功能不太好的老年人来说，多吃粗粮很可能会造成营养不良。

让粗粮更好地发挥营养作用，就需要讲究吃粗粮的方法。首先，要注重粗细搭配，在以细粮为主导的前提下，有意识地多选择粗粮，一般而言，每日50~100g粗粮即可。其次，粗粮要细做，例如，将玉米与面粉混合制成无糖玉米糕、玉米饼、玉米馒头等。

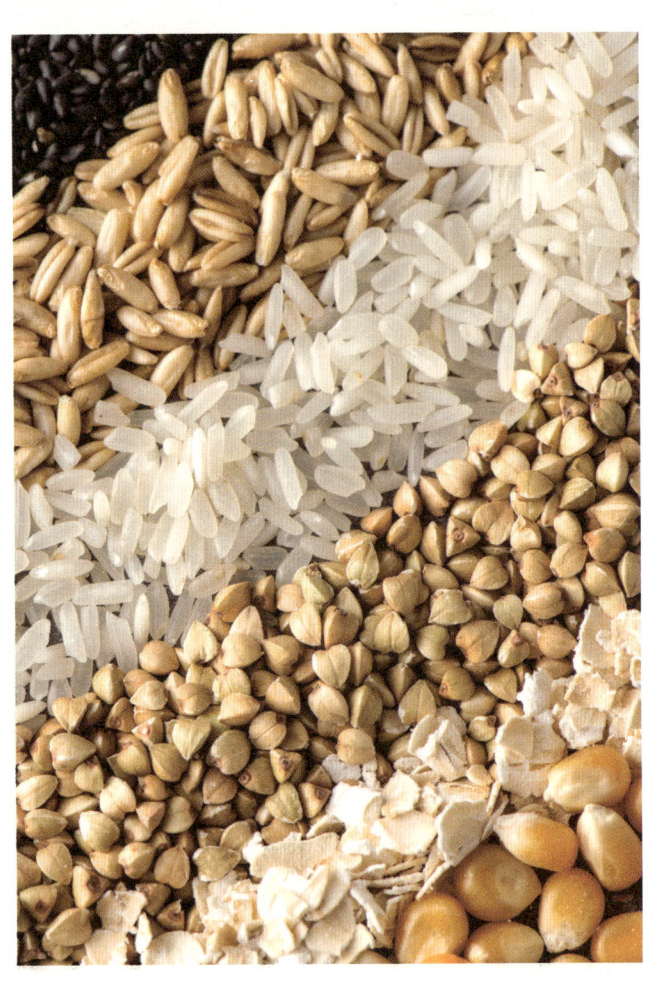

51. 只要是甜的东西糖尿病患者就不能吃，这种说法对吗

很多糖尿病患者认为，糖尿病是吃糖或"甜"食过量所致，因此，他们不敢吃"甜"食。其实，"甜"食不完全等同于"糖类"。自然界中的甜味剂，除了大家所熟知的葡萄糖、果糖、蔗糖、麦芽糖等单糖或双糖外，还有糖精、木糖醇、山梨醇、麦芽糖醇、甘草苷、甜叶菊苷、阿斯巴糖、蛋白糖等非糖甜味剂。这些非糖甜味剂虽可增加食品的甜度，但不会增加食品的热量，市售的糖尿病"代糖"食品，就是用它们来添加"甜"味的。所以，这种甜味剂糖尿病患者是可以吃的。

需要提醒大家的是，无论选择任何"代糖食品"，都应考虑饮食和营养量的需要。大家要注意控制碳水化合物的总量，许多"代糖食品"本身仍由含有淀粉的食物制作而成，如果不控制总量，随意食用，仍会导致血糖升高。

52. 不甜的"无糖食品"可以随意食用吗

一些糖尿病患者在饮食治疗中，只限制含糖量高的甜食，如蛋糕、糖果、水果、巧克力等，而对米饭、馒头、饼干等不甜的食物不加以限制，甚至认为不甜的食品可以多吃。其实，米饭、馒头、饼干等多糖类食物，虽然没有甜味，但经过人体消化之后会分解成葡萄糖，同样会导致血糖升高。而所谓的"无糖食品"，只是不含有甜味的食物而已，本身仍由含有淀粉的食物制作而成，如果不加节制大量食用，仍会导致血糖升高而不易控制。事实上，在现实生活中很难找到真正的"无糖食品"。

因此，对于"无糖食品"，糖尿病患者应该有清醒的认识，理智

地加以选择，不应一味地选择所谓的"无糖食品"，而应选择低血糖指数、低热量的食物。

53. 降糖食品可以放心食用吗

市面上，"降糖饼干""降糖面条""降糖月饼"琳琅满目。一些商家打着"降糖食品"的幌子，以达到赚钱获利的目的。其实，这些食品只不过是不含蔗糖或含较多植物纤维及果胶的食品，如魔芋、荞麦等。这些食品提供的热量较低，且可延缓胃的排空速度，使餐后血糖无明显升高，但这并不代表它们能治愈糖尿病或降低血糖。大量食用这些食品，同样会影响血糖水平。另外，单纯依靠食品降糖是不可能的，而且"降糖食品"这种提法本身就不妥当，迄今为止，还没有一种食品可以降糖。

54. 瓜子、花生等食品可以随便食用吗

坚果类食物（如花生、瓜子、核桃、杏仁等）不含糖，成为糖尿病患者的零食，随时随地被拿来代替主食。然而，这些坚果类食物除含丰富的蛋白质外，还含有油脂。例如，30粒花生米等于一匙油，一个人每天吃3匙油，其脂肪的摄入量就差不多了，而1g脂肪产热量为9kcal，远高于1g淀粉或1g蛋白质产生的4kcal热量。大量摄入花生、瓜子、杏仁等，不仅使热量大大增加，还会使血脂升高。一部分血脂可通过异生作用转化为葡萄糖，不利于病情的控制。所以，吃坚果类食物要计算量，以尽量减少油脂的摄入。

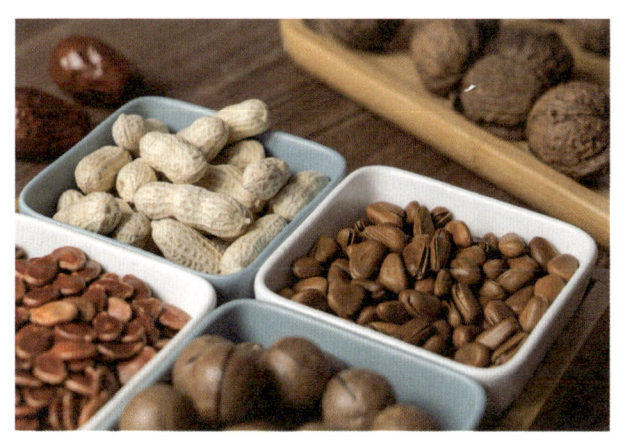

55. 糖尿病患者如何选择烹调方式

（1）推荐的烹调方式有炖、清蒸、烩、凉拌、煮、汆、煲等。优点：营养成分损失少、不增加脂肪摄入、易消化吸收、清淡爽口。

（2）不推荐的烹调方式有炸、煎、红烧等。缺点：对蛋白质及维生素破坏多、肉中脂肪过度氧化、易产生致癌物、增加脂肪和热量的摄入。

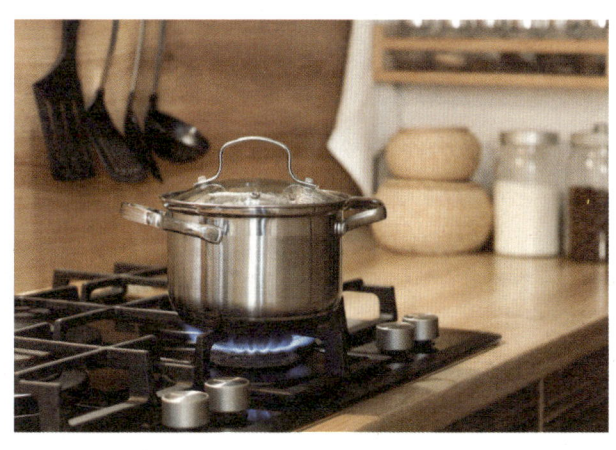

56. 糖尿病患者可以饮酒吗

糖尿病患者最好不要饮酒，原因有以下几点。

（1）糖尿病患者糖代谢紊乱，肝脏储存葡萄糖功能受到影响，故肝脏的解毒能力差，长期大量饮酒会损害肝脏。

（2）长期饮酒会使血清甘油三酯增高，加重代谢紊乱，促使动脉硬化的发生及发展。

（3）酒精能耗竭肝糖原储备，抑制糖异生而加重磺脲类降糖药的低血糖效应。

（4）注射胰岛素的患者空腹饮酒容易发生低血糖。

运动管理

57. 运动能治疗糖尿病吗

运动可以消耗葡萄糖，从而降低血糖；运动可以改善胰岛素敏感性，增强降糖药物的效果；运动还可以降低血脂，预防糖尿病并发症。

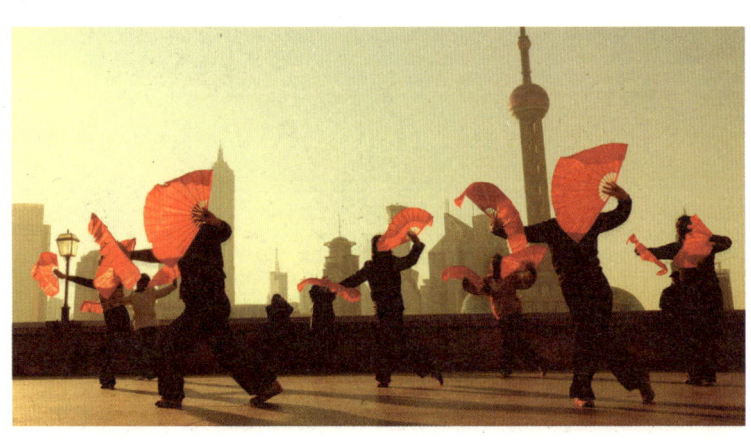

58. 运动会使血糖升高还是降低

运动会使血糖降低，但是剧烈运动会使血糖升高。因为高强度运动需要消耗高能量，而交感神经系统能够帮助刺激内分泌器官如肾上腺等，肾上腺将会释放大量的应激激素（如肾上腺素和去甲肾上腺素）到血液中，这将促使肝脏以更快的频率产生葡萄糖。当这种频率超过肌肉组织吸收葡萄糖的频率时，血糖就会升高。

59. 有膝关节炎的糖尿病患者不适合哪些运动

患有膝关节炎的糖尿病患者要避免做会加重关节负荷的运动，如起立蹲下、爬山、爬楼梯、斜坡上用力骑自行车等。

60. 适合糖尿病患者的传统运动有哪些

适合糖尿病患者的传统运动有太极拳、八段锦、五禽戏等。

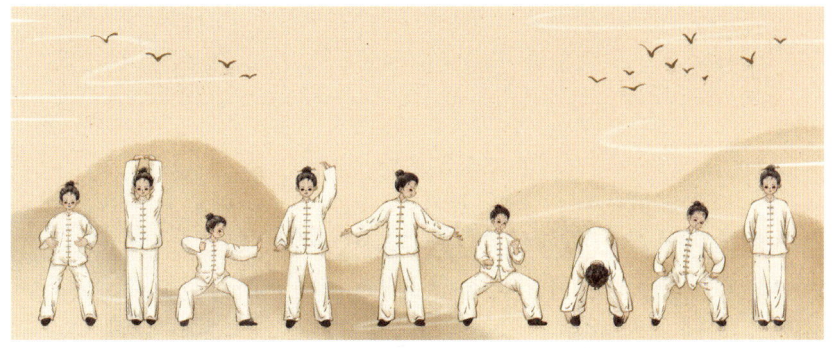

61. 太极拳为什么适合糖尿病患者

太极拳的基本步法是半蹲式，要维持此重心，需要调集更多的肌肉群收缩才能达到太极拳的"游刃有余、气定神闲"之势，因此，只要动作规范、步法连续，就可以达到有氧运动低强度的运动要求。而且，一套太极拳打完需要30~60min，符合糖尿病运动治疗的要求，比较适合老年人。一方面是运动强度不大，可以避免运动风险，另一方面是太极拳的神韵比较符合中老年人心态。当然，年轻人若能打好太极拳，也可以达到运动的目的。

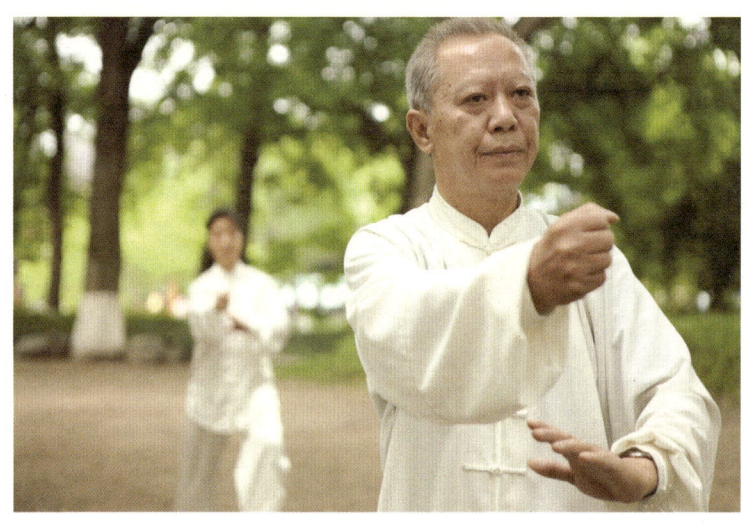

62. 糖尿病患者在哪些情况下不宜运动

糖尿病患者如果存在以下情况则不宜运动：急性并发症、感染、发热、心功能不全、肾功能不全、眼底出血、足部溃烂、血糖高于16.7mmol/L。

63. 糖尿病患者什么时间运动最好

糖尿病患者一般在饭后0.5~1h运动最好，运动时间以30~40min

预防与治疗篇 33

为宜，这样既避开了药物作用的高峰期，又可以降低血糖。

64. 晨练比暮练更好吗

清晨人体血液凝聚力高、血栓形成的危险性也相应增高，是心脏病发作的高峰期。相反，黄昏时人体的心跳、血压处于平衡状态，嗅觉、听觉、视觉、触觉最敏感，人体应激能力处于一天中的最高峰，体内化解血栓的能力也达到最佳水准，因此黄昏是体育锻炼的理想时间。可见，暮练比晨练更适合糖尿病患者。

65. 糖尿病患者可以在鹅卵石上运动吗

人在鹅卵石上行走，可以按摩脚底穴位，达到健身的目的。但糖尿病患者多伴有神经病变，四肢末端感觉减退，温度觉、痛觉都有所减退，遇到不平整路面，脚底受伤也不易察觉。一旦皮肤发生破溃，容易感染，且糖是细菌的良好培养剂，因此糖尿病患者的感染一般难以痊愈。综上，不建议糖尿病患者在鹅卵石上运动。

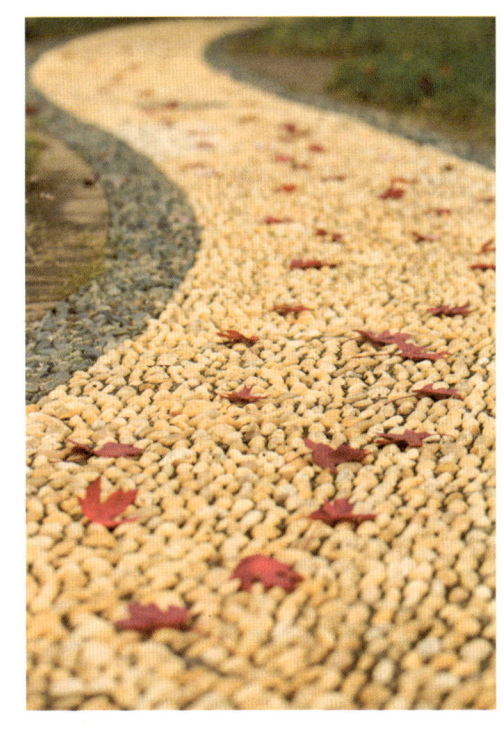

66. 只有出汗才算运动有效，出汗越多越好吗

出汗与否，不能用来衡量运动是否有效。人体的汗腺各不相同，分为活跃型和保守型两种，这与遗传有关。糖尿病患者运动时以微微出汗为度。糖尿病患者多伴有植物神经功能紊乱，安静状态下就可以出汗。况且，出汗太多，容易丢失电解质，患者容易产生疲乏感。因此，正确的做法是不以出汗多少定强度，不能认为出汗越多越好。

67. 青少年糖尿病患者每天坚持运动，为什么血糖还是很高

《糖尿病运动指南》推荐青少年每日运动 2 次，因为青少年处于生长发育期，本身运动强度就比较大，故一天可以运动 2h，分 2 次。青少年糖尿病患者多是 1 型糖尿病，对胰岛素依赖，容易发生低血糖，因此要在专业医生指导下制订合理的运动计划。

68. 妊娠合并糖尿病患者不需要运动，少吃点就行了吗

由于妊娠，孕妇胰岛功能会下降，加之"多吃少动"的生活方式，是造成妊娠糖尿病或糖尿病患者妊娠期间血糖得不到良好控制的根本原因。但若仅仅节制饮食，会引起营养不良，不利于胎儿的生长发育，故妊娠糖尿病患者不能过度节制饮食，而应配合运动。如果在饮食控制和运动 2 周后血糖仍无法达标，或饮食控制后出现饥饿性酮症，增加热量摄入后血糖又超标，就必须尽早开始胰岛素治疗，并一直持续到分娩。

69. 妊娠糖尿病患者一走就很累，运动是否会导致流产

我国妊娠糖尿病的发病率为 6%~10%。若在疾病早期加以干预，

有一部分患者可以通过饮食控制、运动治疗使血糖值达标。妊娠糖尿病患者运动量不能太大，一般使心率保持在每分钟130次以内为宜。运动持续时间也不宜过长，但也不宜太短，一般维持在20~30min。不要进行剧烈的运动项目，如跑步、打球、俯卧撑、滑雪等。如果患者出现糖尿病的并发症，或出现先兆流产、习惯性流产而需要保胎，以及合并妊娠高血压的患者，不能进行运动治疗。

70. 糖尿病患者可以空腹运动吗

如果以减肥为目的，那么可以选择空腹运动，因为运动首先消耗糖原，然后才会动员脂肪。空腹时肝糖原储备较少，因此容易消耗脂肪。但糖尿病患者不宜空腹运动，因为糖尿病患者胰岛功能存在缺陷，空腹运动时容易发生低血糖。低血糖对人体的伤害极为严重，因此，糖尿病患者不宜在早晨进行空腹锻炼，有晨练习惯者，需食用少许食物后再晨练。

药物治疗

71. 血糖降下来就可以停服降糖药吗

即使血糖降下来了，糖尿病患者也不可以停服降糖药。尽管目前的血糖值在正常范围内，但这是服药后的结果，是药效发挥作用的表现，如果盲目停药会造成血糖波动。此时可以尝试药物减量，有些患者可以逐渐减量至停药，只通过饮食及运动维持血糖，但维持时间长短不一定。

72. 看广告宣传选药对吗

看广告宣传选药是不对的。市面上的降糖药五花八门，很多不正规的药物吃了不仅不降血糖，反而对身体有损害，所以糖尿病患者应该去正规医院就诊，根据病情选择适合的药物，不能盲目地看广告选药。

73. 忘记服药怎么办

餐时降糖药在饭中及饭后约 0.5h 内可以补服，每日服用一次的药物（如沙格列汀）可在当天补服。

74. 害怕药物成瘾，拒绝胰岛素治疗的想法对吗

这种想法是不对的。胰岛素只是人体胰岛细胞分泌的一种正常激素，胰岛素治疗不会成瘾。需不需要用胰岛素，用了是否能撤掉，关键取决于病情。早期使用胰岛素对保护糖尿病患者剩余的胰岛功能至关重要，患者应听从医生指导，在需要使用胰岛素时及时使用，不要拒绝、拖延，尽可能避免在胰岛细胞全部被破坏后再用胰岛素，因为此时内源性胰岛素完全缺乏，较难控制病情，难以维持血糖的平稳。

75. 注射胰岛素会发胖吗

胰岛素是一种促生长激素，应用后可能导致体重增加，但只要剂量合理，同时控制饮食、适当运动，或配合减轻体重的药物，就能使体重基本稳定。

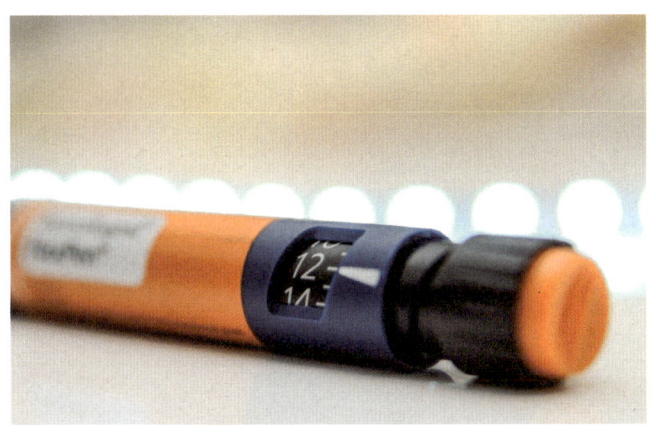

76. 如何保存胰岛素

不同的胰岛素产品的有效期和储存要求不尽相同，必须参照各自产品说明书保存。凡超出有效期或使用期限的产品必须丢弃，切勿使用。

未开封的胰岛素的保存温度为 2~8℃，可以放置于冰箱冷藏室（建议配合放置温度计，使温度保持在 2~8℃），每次使用前必须肉眼检查胰岛素的外观和性状，如果发现外观异常，应停止使用。

已开封的胰岛素或正在使用中的胰岛素，可以在室温下（30℃以下）保存 30 天。不能放置于高温环境中或阳光直射处，减少震荡。

77. 胰岛素适合注射在哪些部位

腹部注射区域为耻骨联合上约 1cm、最低肋缘以下约 1cm、脐周 2.5cm 以外的双侧腹部；大腿注射区域为双侧大腿前外侧的上 1/3；臀部注射区域为双侧臀部外上侧；上臂注射区域为双侧上臂外侧的中 1/3。

不可在皮下脂肪增生、水肿、溃疡、感染、疤痕处注射。注射部位应轮换；连续 2 次注射部位间隔应大于 1cm。餐时短效胰岛素选择在腹部注射，中效或长效胰岛素选择在臀部、大腿注射。

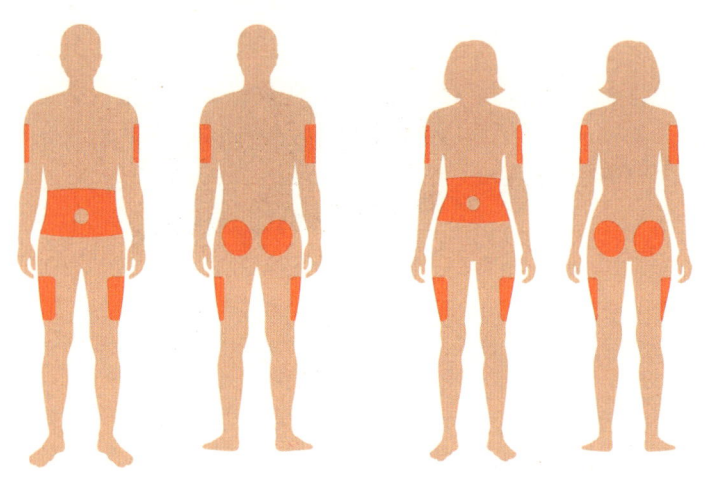

78. 胰岛素注射部位出现皮肤凹陷，这是怎么回事

由于注射部位皮下脂肪消失，造成皮肤凹陷。因此，经常更换注射部位或使用高纯度的胰岛素可以降低脂肪萎缩发生率。

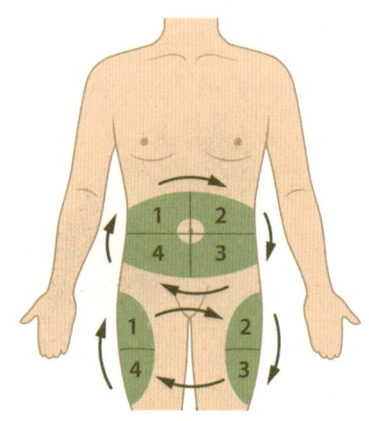

79. 如何购买胰岛素

胰岛素属于处方药，患者必须凭医生开具的处方在医院药房取药或在药店购买，并仔细核对确保与医生开具的处方相符。需要再次购买胰岛素时，最好将上次的胰岛素包装盒拍照或带至医院，以便医生准确地开具处方。为保证质量，建议患者通过正规渠道购买，如医院、正规药店等。购买时注意保质期，并根据说明书要求合理保存胰岛素。

80. 胰岛素注射应如何操作

针头长度的选择取决于注射部位皮下组织的厚度，胰岛素注射部位一般选皮下。针头太长易引起疼痛和血糖大幅度波动，针头太短易导致药液渗漏。

（1）儿童和青少年。儿童和青少年应使用长度为 4mm、5mm 或 6mm 的针头。4mm 针头一般可以不捏皮，呈 90°角进针；对于身材较瘦或选择四肢部位注射的患者，5mm 或 6mm 针头需捏起皮肤形成皮褶后再进行注射（捏皮可以避免肌肉注射），或呈 45°角进针。

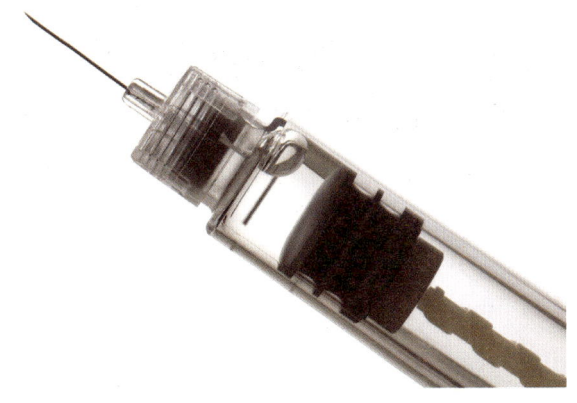

（2）成人。长度为4mm、5mm或6mm的针头适用于所有成年患者，包括肥胖患者，并且在注射时通常无需捏皮，呈90°角进针即可（尤其是4mm的针头）；使用4mm、5mm或6mm的针头在四肢或脂肪较少的腹部进行注射时，可捏皮注射或呈45°角进针；使用长度≥8mm的针头时，应捏皮或呈45°角进针。

81. 胰岛素注射引起的疼痛怎么办

只要注意一些注射时的小技巧，疼痛是可以减轻或避免的。①已使用的胰岛素在室温下放置；②待酒精挥发后再注射；③保证笔芯内无气泡；④进针要快；⑤进针和拔针时方向相同；⑥肌肉放松；⑦注意更换注射部位、更换针头；⑧避免在有瘢痕或硬结的部位注射；⑨避免在毛发根部注射；⑩使用较短、较细的专用针头。

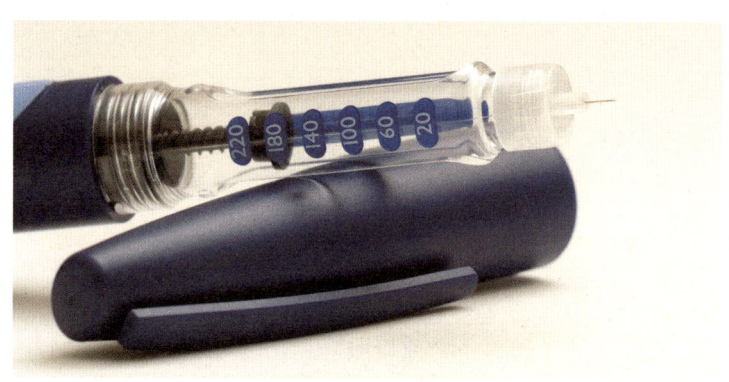

82. 忘记注射胰岛素怎么办

最基本的原则是根据患者的病情进行处理。糖尿病的急性并发症（糖尿病酮症酸中毒、糖尿病高渗状态等）发生的诱因之一就是不适当地停用胰岛素，因此，血糖不稳定的患者如果忘记注射胰岛素要及时、正确地补打。另一方面，糖尿病慢性并发症的发生、发展是一个长期的过程，而低血糖却会很快对健康造成影响。补打方法不适当而造成低血糖反而得不偿失。

在控制血糖的几大方法中，血糖监测至关重要。同样，在需要补打胰岛素之前如果能够检测血糖，并根据血糖水平适当补打胰岛素是最好的。总体来讲，基础胰岛素可以在当日按原剂量补打；速效胰岛素可以在餐后立即按原剂量补打；短效胰岛素由于注射后约 0.5h 才能起效，因此最好根据血糖水平酌情减量使用；至于预混胰岛素，如果是病情比较稳定且胰岛素用量不大的 2 型糖尿病患者，可以考虑不补打，当然，这只适用于偶尔一次忘记注射胰岛素的患者，对于 1 型糖尿病、妊娠糖尿病、血糖波动较大或胰岛素用量大的 2 型糖尿病患者，需要根据血糖水平选择短效或速效胰岛素类似物补打。

总之，补打胰岛素需要在全面了解病情的前提下适当补打，并注意预防低血糖的发生。

83. 糖尿病患者出门旅行需要准备和注意什么

糖尿病患者出门旅行前要做好以下几项准备工作。

（1）至少在出发前 4 周去医院征求医生的意见，决定是否可以出行。

（2）准备足量的胰岛素或口服降糖药、足够的胰岛素注射用具及消毒用品。如果用胰岛素注射笔，应备好足够的笔芯和针头，必要时备上一些注射器，并妥善保存。

（3）有条件的患者要备好血糖仪、血糖试纸、尿糖试纸和酮体试纸。

（4）了解并发其他疾病（感冒、腹泻、发热等）时的处理方法。

（5）带上糖尿病保健卡及一些简单的含糖食品。
（6）所有治疗监测用品应放在随身的小包里。
（7）需结伴前行，不可单独出行。
同时，患者应牢记以下的注意事项。
（1）作息时间尽量不要有很大的变动。
（2）坚持控制饮食，注意饮食卫生。
（3）避免过度劳累。
（4）按时用药。如果出现频繁的恶心、呕吐伴神志改变或其他不适，应立即前往附近医院就诊。
（5）随身携带含糖食品，告诉同伴处理低血糖的方法，以防万一。
（6）定期监测病情，做好记录。
（7）注意保护双足。

血糖监测

84. 为了更好地控制血糖，糖尿病患者应该隔多久到医院复诊

建议糖尿病患者每3个月到门诊复诊1次。血糖波动较大者，身体出现异常时随时复诊。

85. 糖尿病患者为什么要监测血糖

血糖监测是指导患者血糖控制达标的重要措施，也是检查患者是否存在低血糖风险的重要手段。血糖监测适用于所有糖尿病患者，可协助患者进行日常的自我管理。在患者开始进行自我血糖监测之前，

应由医护人员对患者进行监测技术和监测方法的指导。

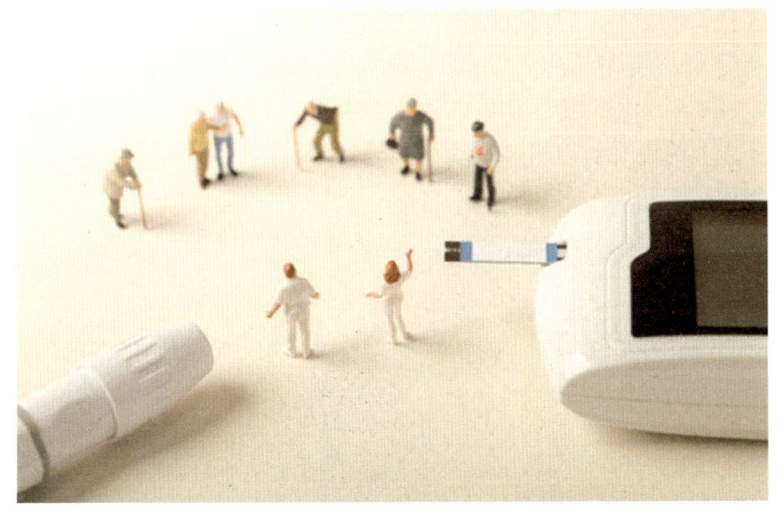

86. 血糖监测的误区有哪些

（1）只监测空腹血糖，不监测餐后血糖。大多数患者会忽视餐后血糖的监测。其实，餐后血糖与空腹血糖同样重要，甚至更重要。以往化验血糖多要求空腹，近年来研究证实，在糖尿病早期，往往是餐后血糖升高在先，空腹血糖升高在后，因此查餐后血糖有助于糖尿病的早期诊断。其次，与空腹血糖相比，餐后血糖升高与糖尿病血管并发症的关系更为密切，严格控制餐后高血糖，有助于防治糖尿病血管并发症。

（2）只监测血糖而不监测糖化血红蛋白。血糖反映的是"瞬间血糖"，是该测试时间的"点"血糖；糖化血红蛋白反映的是"面"血糖，是医生调整治疗方案的重要依据。因此，糖尿病患者既要监测血糖又要监测糖化血红蛋白。

（3）只有感觉不舒服时才监测血糖。糖尿病患者应规律监测血糖，仅凭感觉是不准的，有时候血糖已经很高了，但是身体却没有什么不适。

（4）三天打鱼，两天晒网，想起来了才监测血糖。只有规律监测才能及时发现血糖的异常情况。

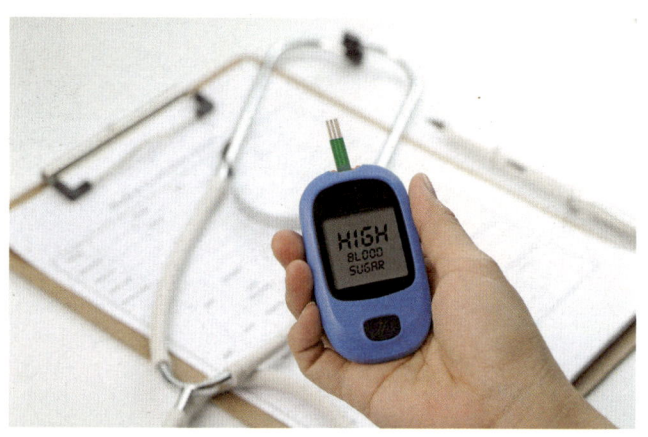

87. 如何保存血糖试纸

（1）血糖试纸应保存在干燥、避光的环境中，以及密封的原装容器中。

（2）每次取出试纸后应立即盖紧瓶盖。

（3）旧试纸瓶要及时丢弃，不要用旧试纸瓶存放消毒棉球，以免瓶盖混淆，使试纸受潮。

（4）注意试纸的失效期，试纸打开后有效期为3个月。

88. 节假日期间如何控制血糖

（1）放假前1周严格控制血糖，这样即使在假期里有一些放松血糖也不至于波动太大。

（2）严格遵守饮食计划，正常饮食之外绝对不吃零食，同时按方案正规服药和注射胰岛素。

（3）适当运动。

（4）如果近期饮食一直超过标准，可以在医生指导下调整口服降糖药物和胰岛素用量。

89. 为什么自我感觉血糖偏低，但检测结果却正常呢

这可能存在以下两种情况：①血糖仪监测存在误差。②一直以来血糖偏高，身体适应了高血糖状态，当血糖下降至比较正常的范围时，身体出现假性低血糖反应。

健康教育

90. 糖尿病患者自我监测的内容有哪些

自我监测不仅要监测血糖（空腹血糖、餐后 2h 血糖、睡前血糖等）、糖化血红蛋白，还要监测危险因素（血压、体重、腰围、血脂数值及双足、肾脏、眼底、心血管病变等）。

91. 糖尿病患者如何监测血压

糖尿病患者控制血压的目标为 130/80mmHg。糖尿病无合并高血压的患者应每个月检查一次血压；合并高血压的患者，应每天早晚测量血压，待血压控制平稳后，可每周测量一天血压。

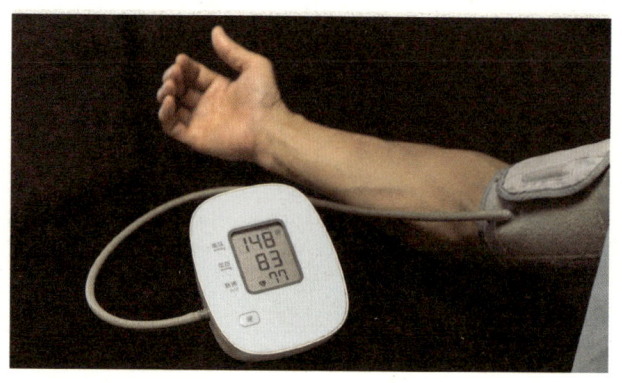

92. 糖尿病患者自测血压时应该注意什么

（1）测量血压前，至少应坐着安静休息 5min，30min 内禁止吸烟或喝咖啡，排空膀胱。

（2）采取正确坐姿：最好坐靠背椅，裸露上臂，上臂与心脏处在同一水平。

（3）记录每次测量血压的日期、时间及所有血压值，而不是只记录平均值。

93. 糖尿病得到控制后体重会增加吗

糖尿病得到控制后体重一般不会增加。如果在血糖降低的同时注意控制饮食，体重不会增加。然而，现实中却有不少患者逐渐胖了起来，一方面是由于血糖降低以后，从尿中排出的葡萄糖减少，避免了能量的损失；另一方面可能存在为避免发生低血糖而增加饮食进而导致体重上升的情况。患者如果发现自己开始发胖，要注意限制饮食并积极参加体育锻炼。

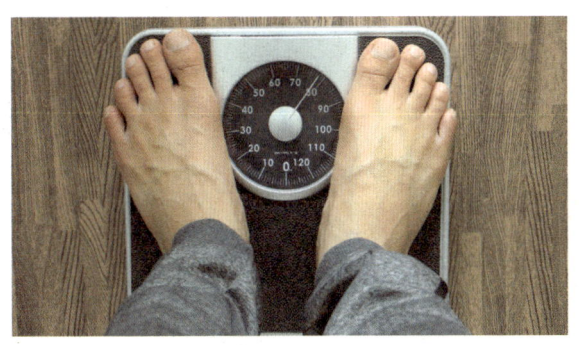

94. 糖尿病患者需要控制体重吗

糖尿病患者需要将体重控制在正常范围内。肥胖与多种疾病密切相关。

（1）肥胖与高血压。肥胖者发生高血压的概率高达46%，这也是肥胖者高死亡率的重要原因之一。

（2）肥胖与糖尿病。肥胖是2型糖尿病的危险因素，肥胖者发生糖尿病的概率是非肥胖者的4倍，且肥胖的糖尿患者病情难以控制。

（3）肥胖与高脂血症。大部分肥胖者都会出现脂肪代谢紊乱、高胆固醇血症、高甘油三脂血症，脂代谢异常易造成动脉硬化。

（4）肥胖还会导致多种疾病，如冠心病、内分泌疾病及代谢异常等，是健康长寿的大敌。

良好的体重控制可以减轻糖尿病患者的胰岛素抵抗，促进胰岛素利用，调整血糖，减少并发症发生。

95. 糖尿病患者体重多少合适呢

（1）在标准体重的基础上，上下浮动10%均属正常范围，低于标准体重20%为消瘦，高于标准体重20%为肥胖。

（2）体重指数（bady mass index，BMI）法：反映全身肥胖程度。BMI=体重/身高^2（kg/m^2），正常值为18.5~23.9kg/m^2。

96. 糖尿病患者测量腰围和腰臀比有什么意义

测量腰围和腰臀比的意义在于诊断腹型肥胖。

腰围测量方法：将软尺沿着肚脐的位置，绕一圈测量。中国肥胖问题工作组建议男性腰围不超过85cm，女性腰围不超过80cm。

臀围测量方法：臀部向后最突出部位的水平围长。

腰臀比值：男性应小于0.9，女性应小于0.85。

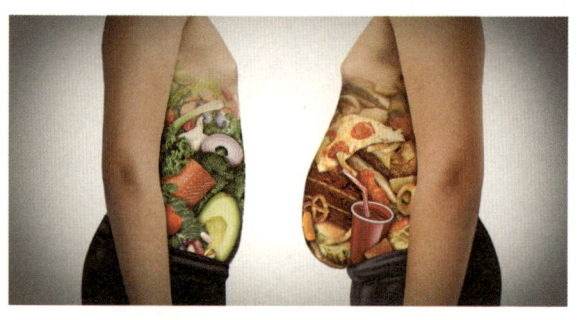

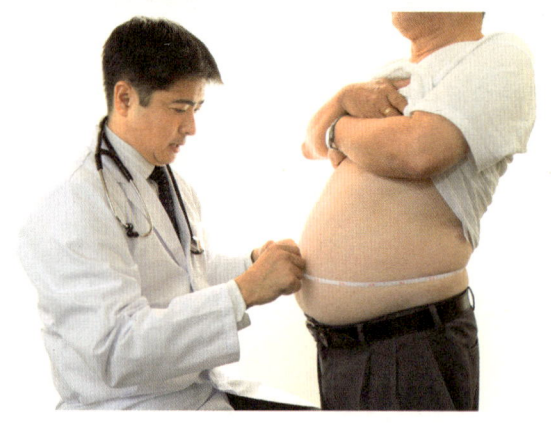

97. 如何减轻指尖取血的刺痛感

（1）选对部位：可选手指两侧。手指两侧的血管最丰富，血液充足，且该处神经末梢分布少，测量血糖时选取手指两侧刺痛感比较轻。建议糖尿病患者可以选择无名指的两侧来取血。需要指出的是，应尽量避免在指尖取血，因为指尖末梢神经非常丰富，痛感会比较强烈。

（2）轮换采血。采取轮流采血的方法，尽量不在已经感到疼痛的手指上采血。

（3）监测血糖前，做好充分准备。对准备扎针的手指，从指根向指尖按摩5~6次，使其变热充血。同时手臂下垂，有利于手指更好地充血，像甩体温计那般甩胳膊，让血液充满指尖。这样，只需浅浅一刺即可轻松取血。

（4）正确选择采血笔刻度。采血笔通常有1~5几个档可供选择，档位不同针头刺入皮肤的深度不同。通常儿童、女性指尖皮肤柔嫩，可以选择1~3档，男性、老年人皮肤较厚，可以选择3~5档。如果选择稍小数字，只要将刺血针紧压在皮肤上，可以得到合适的血滴，而且因为皮肤有压紧的感觉，针刺的痛感反而不那么明显。

（5）迅速取血不犹豫。一些病友把刺血针压在手指上很久，犹犹豫豫不敢按下弹射按键，这样一耽搁，反而更易导致内心恐惧。准备工作做好后，刺血针一压住手指马上按键，瞬间完成操作反而不觉得疼痛。

98. 糖尿病患者如何监测血脂

（1）糖尿病患者每年至少检测一次血脂，包括低密度脂蛋白胆固醇、高密度脂蛋白胆固醇、总胆固醇及甘油三酯等。

（2）服用调脂药物者，需要增加检测次数。

（3）妊娠期间，糖尿病患者每 3 个月检测一次血脂。

99. 糖尿病患者为什么要学习糖尿病知识

糖尿病是一种慢性终身性疾病，需要坚持长期治疗。治疗措施是综合性的，包括饮食控制、运动管理、自我监测、药物治疗、糖尿病教育等，病人必须掌握各方面的知识才能有效地控制血糖。糖尿病的并发症已成为糖尿病患者致残或死亡的主要原因，良好的血糖控制可以在很大程度上延缓和减少糖尿病的并发症，因此糖尿病患者必须要学习糖尿病知识，提升自我管理能力，才能有效控制病情，保证生活质量。

100. 糖尿病患者可以吸烟吗

糖尿病患者不能吸烟。首先，烟草会伤害人体的循环系统，损伤血管内膜，增加动脉粥样硬化的风险，糖尿病患者本身容易发生血管病变，吸烟使得血管并发症过早发生。其次，烟草中的烟碱会刺激体内肾上腺素分泌增加，直接导致血糖和血压波动。因此糖尿病患者最好要戒烟。